…teur Charles **MOIGNETEAU**

…la Faculté de Médecine
de Paris

CONTRIBUTION A L'ÉTUDE

DE LA

FISTULE PLEURO-PULMONAIRE

DITE PERMANENTE

*au cours du pneumothorax artificiel
et de son traitement par*

L'OLÉO-THORAX

PARIS
LIBRAIRIE LITTÉRAIRE ET MÉDICALE
Louis ARNETTE
2, RUE CASIMIR-DELAVIGNE, 2

1922

Docteur Charles MOIGNETEAU

de la Faculté de Médecine
de Paris

CONTRIBUTION A L'ÉTUDE

DE LA

FISTULE PLEURO-PULMONAIRE

DITE PERMANENTE

au cours du pneumothorax artificiel
et de son traitement par

L'OLÉO-THORAX

PARIS

LIBRAIRIE LITTÉRAIRE ET MÉDICALE

Louis ARNETTE

2, RUE CASIMIR-DELAVIGNE, 2

1922

A MES PARENTS

A MA FEMME

A MES ENFANTS

A MES AMIS

A Monsieur le Professeur BEZANÇON

Professeur à la Faculté de Médecine
Membre de l'Académie de Médecine
Officier de la Légion d'Honueur

*Qui a bien voulu nous faire
l'honneur de présider cette thèse.*

A Monsieur le Docteur BERNOU

*Qui nous a inspiré le sujet de
cette thèse et guidé de ses conseils.*

A Monsieur le Docteur Prosper-Emile WEIL

Médecin des Hôpitaux de Paris

INTRODUCTION

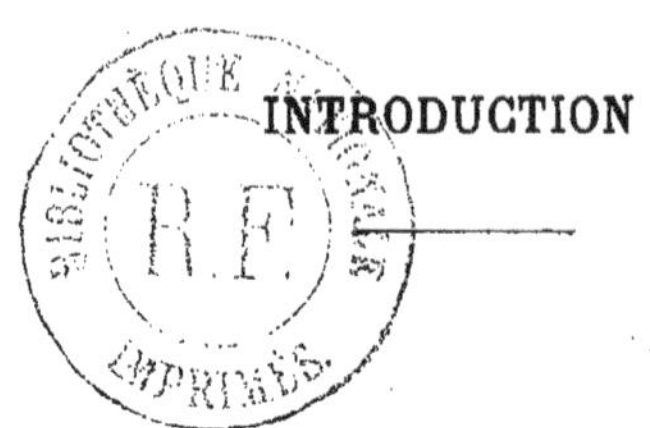

Le pneumothorax artificiel, après avoir vu ses débuts accueillis avec scepticisme, en France surtout, semble occuper maintenant une place importante dans la thérapeutique des phtisiologues.

Les premiers essais remontent à l'année 1891, date à laquelle Forlanini l'appliqua pour la première fois. Il est indiqué de le faire, dit Forlanini, « toutes les fois que la vie est menacée par l'extension d'une lésion locale ». C'est donc une méthode d'exception supposant que l'on ait à faire à une forme active et unilatérale de tuberculose ; le degré ne joue qu'un rôle secondaire.

Ce traitement de la tuberculose pulmonaire a donné quelques guérisons, beaucoup d'améliorations et a permis de prolonger la vie de nombreux malades. Mais, c'est une méthode sujette à quelques complications. Les plus fréquentes sont les complications pleurales. On peut en effet voir survenir, au cours du traitement, des pleurésies fébriles à épanchement séreux plus ou moins abondant; cet épanchement pouvant devenir purulent au bout d'un certain temps. On peut également

voir survenir des pleurésies purulentes d'emblée. Enfin, la complication la plus grave est la perforation
pleuro-pulmonaire. Nous en présenterons deux observations avec le traitement d'urgence, l'oléo-thorax, qui
leur a été appliqué.

CHAPITRE PREMIER

FISTULE PLEURO-PULMONAIRE AU COURS DU PNEUMOTHORAX ARTIFICIEL

La fistule pleuro-pulmonaire au cours du pneumothorax artificiel n'est pas toujours secondaire à une pleurésie purulente. Diverses complications autres que la pleurésie purulente peuvent en effet lui donner naissance. Nous allons étudier d'abord quelles sont ces complications ; nous dirons ensuite quelques mots de la perforation pulmonaire secondaire à la pleurésie purulente

I

A. La fistule pleuro-pulmonaire peut être produite par l'ouverture dans la plèvre d'une caverne pulmonaire. — On a cru que l'ouverture d'une caverne dans la plèvre était une cause fréquente de pleurésie purulente, en particulier lorsque cette pleurésie se produisait brusquement. En 1920, Bosc, de Tours (Gazette du

Centre) se fait l'écho de cette opinion. Il est vraisemblable que cet incident puisse se produire ; mais, étant donné le nombre de pleurésies purulentes observées et qui n'ont pas été précédées de l'ouverture d'une caverne dans la plèvre, on peut conclure qu'il est exceptionnel. La pleurésie purulente au cours du pneumothorax artificiel est surtout consécutive à l'ensemencement pleural. Il serait du reste facile de constater par le manomètre que la pleurésie purulente n'est pas consécutive à l'ouverture d'une caverne.

B. Une cause importante de la perforation pulmonaire est l'ulcération de granulations pleuro-corticales On a fait intervenir dans la pathogénie de cette perforation l'effort respiratoire exagéré. Dumarest a publié l'observation d'une malade qui, après avoir monté un peu vite deux étages a été prise d'une crise subite de suffocation avec cyanose, angoisse, petitesse du pouls... « La pression indiquée au manomètre était faiblement positive au début ; mais, on avait beau retirer beaucoup de gaz, elle demeurait invariablement au même niveau ». — Il ne semble pas qu'un effort soit nécessaire. Dans la première observation de perforation pulmonaire que nous publions, notre malade présente un tableau clinique différent de celui que nous venons de voir. Notre malade n'a fait aucun effort susceptible de donner naissance à l'ulcération pleuro-pulmonaire. Ce n'est que par la réapparition progressive des signes de l'évolution tuberculeuse, jointe aux données du manomètre que l'on a pu affirmer l'ulcération.

C. La rupture du poumon au niveau d'adhérences peut donner naissance à une fistule pleuro-pulmonaire. Ce cas est assez fréquent surtout au début de l'instauration du pneumothorax artificiel. Il peut ne s'accompagner d'aucun incident bruyant et ne présenter aucune complication éloignée (pleurésie purulente). Son diagnostic est également basé sur les signes manométriques.

D. Enfin, la perforation pulmonaire peut être due à une piqûre accidentelle du poumon pendant l'insufflation. Cette pathogénie a été invoquée dans de nombreuses observations de perforations pulmonaires (WALGREN). Nous la croyons toutefois exceptionnelle. Elle semble logiquement possible au début du traitement mais devient difficile à admettre lorsque la plèvre est largement décollée et que le praticien prend ses points de repère pour la piqûre.

II

L'inflammation de la plèvre peut produire un épanchement séro-fibrineux qui deviendra ensuite purulent. A son degré maximum de gravité, elle produit une pleurésie purulente d'emblée. Les symptômes sont alors très graves : brusque élévation de température, frissons, vomissements, dyspnée, pouls fréquent et petit. L'issue fatale est rare à cette période de début et l'évolution est la même que dans l'empyème secondaire à un épanchement séro-fibrineux. Mais, quel que soit le mode de début de la pleurésie purulente, ce qui nous intéresse ici c'est de savoir que même dans les cas où elle semble remarquablement bien tolérée, elle peut amener des ulcérations qui peuvent siéger aussi bien sur la plèvre pariétale que sur la plèvre viscérale. — On a même signalé un cas d'ulcération diaphragmatique suivie d'inondation péritonéale et de mort rapide. Les cas de perforation de la plèvre pariétale qui nous ont été signalés par M. le Dr Bernou ont été suivis de mort après cachexie rapide. Mais la complication la plus grave de la pleurésie purulente est l'ulcération de la plèvre viscérale à travers laquelle l'épanchement purulent est évacué dans le poumon. Ce sont ces cas de perforation pulmonaire qui sont le plus rapidement mortels. Notre observation II se rapporte à ce cas. Là encore, le Dr Bernou a essayé un traitement qui semble avoir donné des résultats immédiats qu'il sera intéressant de suivre.

CHAPITRE II

A.— OBSERVATION I

(Communiquée par le Dr Bernou)

R... Marie, 16 ans,

A. H. Père et mère bien portants.

A. C. Un frère mort en bas âge.

Un frère mort à 16 mois de méningite tuberculeuse.
Un frère mort à 15 ans de tuberculose pulmonaire
Une sœur sujette aux bronchites et présentant au sommet droit les signes de Grancher.

La malade toussait depuis plusieurs mois. Elle ne crachait pas. Elle avait maigri légèrement. Elle consulta un médecin le 20 juin 1920. Celui-ci constata une légère atteinte du sommet droit et conseilla le repos. Les lésions étaient même si peu accusées, qu'on permit à la jeune fille de travailler une heure par jour afin de pouvoir se présenter à son brevet élémentaire le mois suivant. — Traitement ordonné : Tricalcine, Histogenol, sirop de Thiocol. Repos, grand air.

Quelques jours après, l'état de la malade s'aggravait brusquement. La toux augmentait considérablement et était accompagnée d'expectoration: La malade se plaignait de sueurs nocturnes abondantes. La température vespérale oscillait autour de 39°. = Amaigrissement, anorexie, aménorrhée. A l'auscultation, les signes se précisent : signes de ramollissement rapide des 2/3 supérieurs du poumon droit, puis de caverne pulmonaire. Le médecin traitant s'absente au mois d'août 1920, après avoir pronostiqué la mort rapide de cette jeune malade.

Pendant les premiers jours d'Août, les symptômes morbides s'accentuent : la température atteint fréquemment 40°. Les sueurs nocturnes sont devenues tellement abondantes que la malade en est réduite à changer plusieurs fois de linge chaque nuit. — L'expectoration a augmenté, 30 à 40 crachats par jour. M. le D' Bernou appelé près de cette malade constate à la percussion de la matité des 2/3 du poumon droit. L'auscultation révèle un souffle amphorique et des bruits de mare à grenouilles s'entendant en avant dans les 3 premiers espaces intercostaux, en arrière dans les fosses sus et sous-épineuses. Ces bruits s'entendent également dans le creux sous-axillaire. On entend de gros râles bulleux sous-crépitants jusqu'à la base pulmonaire où ils deviennent plus fins.

Par contre au poumon gauche on ne note qu'une respiration un peu rude paraissant être due à la suppléance de ce poumon. On perçoit quelques bruits qui paraissent dus à la transmission bronchique au niveau de la région hilaire.

Un examen direct des crachats montre de nombreux bacilles de Koch.

On essaie les enveloppements humides avec une légère amélioration momentanée de la température et des sueurs. Pas de modifications stéthoscopiques.

Au début de septembre 1920, la malade est tellement épuisée qu'elle ne peut quitter le lit. Les bruits pulmonaires sont toujours aussi accusés à droite. A gauche on entend quelques bruits para-médiastinaux et juxta-hilaires.

Malgré l'impossibilité d'avoir un examen radiologique (la malade étant intransportable et la situation de fortune de ses parents ne permettant pas de faire venir un radiologiste) on décide de lui instituer le traitement du pneumothorax artificiel. On croit en effet que les bruits entendus à

gauche ne sont que des bruits de transmissions bronchiques
et transmédiastinaux.

Le pneumothorax est institué le 14 septembre 1920. On
insuffle 500 centimètres cube d'oxygène et 200 centimètres
cubes d'azote. Le décollement intéresse la partie inférieure
du poumon droit où l'on obtient une sonorité marquée à la
percussion. A l'auscultation on note une abolition complète de
la respiration sauf en arrière le long de la colonne vertébrale
et au 1/3 supérieur où l'on retrouve en avant et en arrière,
mais très atténués les gargouillements et les souffles. L'expectoration qui suit cette première compression est plus
abondante que les jours précédents et s'accompagne d'une
toux continuelle. La température baisse considérablement
(35° 8 le matin, 37° 8 le soir). A partir de ce jour, elle n'attein-
dra que rarement les degrés où elle était montée avant les
insufflations.

Le 16 septembre 1920, 2e insufflation (800 cm³ O + 200 cm³N)
effectuée par précaution avec trocart de Kuss. Les jours
suivants la toux persiste, l'expectoration devient moins
abondante et tombe à 10 crachats par jour. Les sueurs sont
moins abondantes. La température oscille entre 37° 9 et
38° 5. Le 21 septembre 1920, 3e insufflation (600 cm³ O +
400 cm³ N). Le décollement s'accentue vers la partie supérieure où les bruits sont de plus en plus étouffés. Il persiste toutefois à l'extrême apex un souffle amphorique
avec bruits de mare à grenouilles. On entend encore la respiration mais sans râles, à la base et en arrière le long du médiastin. Les jours suivants, pas de modificati ons appréciables de la température, mais les sueurs nocturnes ont disparu progressivement. La toux est moins fréquente, 8 à
10 crachats par jour. L'appétit renait.

Le 28 septembre, 4e insufflation, température vespérale
élevée pendant les jours qui suivent (atteignant 39°3). L'expectoration est plus abondante (15 à 20 crachats). A l'auscultation, atténuation considérable des bruits à l'extrême
apex.

Le 7 octobre, 5° insufflation suivie encore d'expectoration abondante pendant quelques jours. La température s'élève à 39° 1 le 8 octobre pour baisser fortement les jours suivants (37° 6 à 37). — Les sueurs ont complètement disparu.

Le 14 octobre, 6° insufflation (800 cm³ Az) laissant après une pression moyenne de — 2. Toux rare, 2 à 3 crachats seulement. L'oppression qui suivait chaque insufflation a disparu. Au bout de quelques jours, la température monte à 38° 5, mais une nouvelle insufflation pratiquée le 22 octobre (800 cm³ Az) avec pression positive (moyenne + 3) la fait tomber de quelques dixièmes. La toux et l'expectoration sont rares. L'appétit est satisfaisant, la malade reprend du poids. La température monte au-dessus de 38° et s'y maintient. Elle tombe définitivement après la 8° insufflation pratiquée le 30 octobre (600 cm³ N) avec pression moyenne de + 3. A l'auscultation il n'y a plus aucun bruit pulmonaire même à l'apex. On entend seulement encore un peu la respiration sans râles à la base droite, en arrière le long du médiastin. A partir de ce moment, la température est normale ; il n'y a plus aucun signe de bacillose. Les insufflations se poursuivent sans incidents.

9° insufflation le 6 novembre (800 Ar). Pression moyenne avant l'insufflation 2. Apex + 2.

La dernière partie du poumon non comprimée en bas et en arrière s'affaisse.

10° Insufflation, 17 nov., 500 cm³ Az. pres. moy. av. = — 2 , ap. = + 8
11°   —   25 nov.,   —   —   —   av. = — 1.5, ap. = + 5
12°   —   3 déc., 550 cm³ Az.   —   av. = — 2 , ap. = + 4
13°   —   13 déc., 900 cm³ Az.   —   av. = — 2 , ap. = + 2 ¹/₂
14°   —   22 déc., 620 cm³ Az.   —   av. = — 2 , ap. = + 7
15°   —   31 déc.,   —   —   —   av. = — 1 , ap. = + 5

Le lendemain de la 15° insufflation, la malade se plaint d'un léger point de côté et l'on note une réaction fébrile due vraisemblablement à une réaction pleurale (ce qui confirmera d'ailleurs l'imperméabilité relative de la plèvre consécutive aux insufflations). La malade tousse peu et n'expectore pas.

Le 1er janvier 1921 la température est à 11 heures 37° 7/10, à 8 heures 38°.

Le 2 janvier 1921, la température est à 11 heures 37° 5/10, à 5 heures 38° 3/10.

Le 3 janvier 1921 la température du matin est la même que le jour précédent, à 5 heures elle s'est légèrement abaissée 37°9.

Le 10 janvier on pratique la 16e insufflation. On injecte 250 cm³, la pression prise avant est minimum 0, maximum + 3, prise après elle est devenue : minimum + 8, maximum + 10.

Le 20 janvier, nouvelle insufflation de 200 cm³ Az.

Le 29 janvier, 18e insufflation qui est suivie d'une petite réaction thermique. Température 38° 1/10. A partir de cette date, la température se stabilise. La malade ne tousse plus, ne crache plus et peut se promener sans aucune fatigue.

Du 8 février au 6 juin on pratique dix insufflations. Nous avons noté les pressions avant et après.

19e Insufflation, 8 février 1921, 120 cm³ Az. P. avant.. { + 2 / + 5 } après { + 13 / + 15 }

20e Insufflation, 16 février 1921, 200 cm³ Az. P. avant.. { − 2 après } { + 10 / + 12 }

21e Insufflation, 25 février 1921, 200 cm³ Az. P. avant.. { − 2 / + 1 } après { + 15 / + 18 }

22e Insufflation, 7 mars 1921, 150 cm³ Az. P. avant.... { + 4 / + 7 } après { + 15 / + 18 }

23e Insufflation, 19 mars 1921, 50 cm³ Az. P. avant.... { + 5 / + 9 } après { + 15 / + 18 }

24e Insufflation, 31 mars 1921, 100 cm³ Az. P. avant... { + 4 / + 6 } après { + 15 / + 17 }

25e Insufflation, 12 avril 1921, 100 cm³ Az. P. avant .. { + 7 / + 9 } après { + 16 / + 19 }

26e Insufflation, 25 avril 1921, 50 cm³ Az. P. avant... { + 2 / + 5 } après { + 17 / + 19 }

27e Insufflation, 9 mai 1921, 40 cm³ Az. P. avant. ... { + 3 / + 7 } après { + 16 / + 19 }

28e Insufflation, 23 mai 1921, 320 cm³ Az. P. avant... . { − 1 / + 2 } après { + 14 / + 17 }

Au cours de ces insufflations nous avons étudié à plusieurs reprises les réactions immédïates de l'insufflation de la plèvre sur la pression artérielle et nous avons constaté qu'il n'y avait souvent aucune modification de la maxima, plus généralement cependant nous avons noté un léger abaissement de cette maxima (Riva-Rocci). La pression minima (Ehret) est légèrement augmentée (de 1/2 à 1 centimètre). Quant à l'indice oscillatoire, il est par contre fortement influencé et devient presque imperceptible.

Le 6 juin. alors que l'on veut procéder à une nouvelle insufflation on constate à l'examen de la malade la présence de liquide pleural remontant jusqu'à la 3e côte. Liquide sérofibrineux à coagulation faible. Cette apparition de liquide s'est faite sans réaction thermique ; la malade ne toussait pas, son état général semblait bon ; on ne constate qu'une légère perte de poids (1.200 gr.). On insuffle 160 cm³ Az qui donnent une pression moyenne de + 12. La malade est revue chaque semaine. L'auscultation ne change pas ; le liquide remonte toujours jusqu'à la 3e côte et la pression sus-jascente oscille de 12 à 16. La malade reprend le poids qu'elle avait avant l'apparition du liquide.

Le 5 Juillet, la température vespérale s'élève à 37°5, elle oscille autour de ce chiffre jusqu'au 10 Juillet. Le 10 Juillet le liquide pleural a beaucoup diminué. La toux et l'expectoration reparaissent. La malade est dans un état sub fébrile ; la toux et l'expectoration augmentent les jours suivants. La température oscille autour de 37°8. Nous ne revoyons la malade que le 14 Juillet, un accident nous ayant immobilisé. Elle est très amaigrie (elle a perdu 2 k° 700) ; les sueurs ont reparu abondantes ; la toux et l'expectoration ont beaucoup augmenté. A l'examen on ne retrouve plus trace de liquide ; le poumon paraît presque entièrement revenu sur lui-

même avec du haut en bas, les mêmes souffles caverneux, gargouillements, râles que l'année précédente.
La ponction révèle une pression anormalement négative
— 14, — 16. On insuffle 320 cm³ Az qui donnent une
pression de + 18 + 20. Le soir, la température monte
à 38° 2 puis reste normale les jours suivants. La toux et
l'expectoration ne sont diminuées que les premiers
jours ; les sueurs persistent.

Le 21 Juillet, on entend toujours à l'auscultation les
bruits de souffle et de gargouillements à peine atténués.
La pression pleurale est de — 8 — 4. On insuffle
200 cm³ d'Az qui donnent une pression de + 22 + 24.
La température remonte de 38° à 39° puis la malade
découragée ne veut plus prendre sa température. Pas
de modifications appréciables de la toux et de l'expectoration. La malade présente une anorexie complète et
se cachectise rapidement.

Le 26 Juillet, la malade est dans le même état. On
lui injecte 250 cm³ Az et sa pression pleurale qui avant
l'insufflation était de — 8 — 4, monte après l'insufflation à + 22 + 24. On laisse en place le trocart mettant
en communication la plèvre et le manomètre sans noter
d'abaissement de la pression intrapleurale; cela pendant une demi-heure.

Le 29 Juillet, nous avons, avant l'insufflation, une
pression de — 4, — 2. On insuffle de l'azote. Au bout
de quelques centimètres cubes injectés, la pression
tombe à 0 et oscille autour de ce chiffre. On fait passer
1200 cm³ d'az sans modification. Il y a donc ulcération
pleuro-pulmonaire empêchant la continuation du pneu-

mothorax artificiel. Et cette ulcération a été précédée d'un pneumothorax à soupape aspirant l'air intra-pleural ainsi que le montre l'étude des pressions dans les insufflations précédentes. Cette aspiration était très lente puisque nous avons vu que le 26 Juillet en laissant en place le trocart mettant en communication la plèvre et le manomètre, on a constaté que pendant une 1/2 heure la pression intra-pleurale n'avait pas varié. On injecte alors dans la plèvre 25 cm³ d'huile goménolée à 20 %.

Le 30 Juillet 1921. On injecte encore 50 cm³ d'huile goménolée à 1 %.

Le 31 Juillet 1921. La pression est à O + 2. On injecte 100 cm³ d'huile goménolée à 1 %, la malade étant dans le décubitus latéral gauche. On fait passer ensuite 40 cm³ d'Az et la pression monte à + 10 + 12 sans baisser sensiblement au bout d'un 1/4 heure.

Le 1er Août 1921. La pression est à 0. On injecte 50 cm³ d'huile goménolée à 1 % puis 80 cm³ d'Az et la pression monte à + 10 + 12. (On a eu soin de placer la malade dans le décubitus latéral gauche).

Le 3 août 1921, la pression est à 0. On injecte 475 cm³ d'huile gomenolée à 1 % (ce qui fait 700 cm³ d'huile gomenolée injectés depuis le 29 Juillet). On fait passer ensuite 40 cm³ d'Az et la pression s'élève à + 12 + 14 dans le décubitus gauche. La malade étant debout, cette pression baisse lentement. A l'examen la percussion donne de la matité jusqu'à la 3e côte.

A l'auscultation, signes banaux de pleurésie jusqu'à ce niveau ; au-dessus, on entend au niveau du hile et à l'extrême apex des gargouillements et un souffle caverneux à peine atténué. L'injection d'huile est arrêtée, la malade se plaignant d'oppression. Jusqu'à présent, nous n'avons pas de modifications de la toux ni de l'expectoration qui est fétide depuis plusieurs jours. La malade a une température élevée (elle s'est refusée à la prendre) et des sueurs profuses. Les jours suivants l'auscultation est inchangée ; les sueurs sont toutefois moins abondantes. La toux et l'expectoration sont peu modifiées. A partir du 6 août, la malade ayant consenti à reprendre sa température, la fièvre présente de grandes oscillations.

Le 10 août, la pression est à 0. On insuffle 80 cm. d'Az dans le décubitus latéral gauche, la pression monte à + 12 + 14 et baisse lentement dès que la malade se redresse (le niveau supérieur de l'huile est toujours à la 3e côte).

Le 11 août, la pression est toujours à 0. On injecte 210 cm³ d'huile gomenolée a 1 % (on arrête l'injection, la malade se plaignant de point de côté). On injecte quelques cm³ d'Az et l'on constate une pression de + 22. La malade placée debout, la matité remonte jusqu'à la 2e côte. On entend encore des râles à la toux au niveau de la zone d'alarme et dans l'espace sus-claviculaire. Le murmure vésiculaire est aboli à la partie externe de la fosse sus-épineuse; et sous la clavicule en avant, la percussion est sonore.

Le 16 août, on n'entend plus les bruits pulmonaires à l'extrême apex; il semble y avoir en affaissement du sommet du poumon. La température vespérale est moins élevée (38°). Les sueurs ont disparu ; la toux est considérablement diminuée et l'expectoration réduite à quelques crachats non fétides mais toujours muco-purulents. La malade a bon appétit.

Le 22 août, la température vespérale est de 37° 6. La malade ne tousse plus ; l'expectoration est réduite à un crachat par jour. L'appétit est normal. On injecte 25 cm³ d'huile gomenolée à 1 % puis l'on insuffle 80 cm³ Az et l'on a une pression de $+$ 14 qui se maintient dans la position orthostatique au bout d' 1/4 d'heure. La température reste normale, la toux a presque complètement disparu et l'expectoration est réduite à un crachat tous les 2 jours. L'appétit est excellent et la malade change d'aspect ; les creux sus et sous épineux se comblent ; la malade se promène tous les jours sans fatigue. Le 29 août on injecte 25 cm³ d'huile gomenolée à 1 %. L'état général continue à s'améliorer ; la toux et l'expectoration sont rares (un à deux crachats dans le courant de la semaine). Pas de température. Aucune modification des signes stéthoscopiques. L'état général est excellent.

Le 10 septembre, la température remonte à 37° 5. Ni toux ni expectoration. Le 11 septembre, la température vespérale est de 37° 8. Le malade ne tousse ni ne crache ; l'appétit est bon.

A l'examen, la matité atteint la clavicule en avant : seules la fosse sus-épineuse et la fosse sus-claviculaire présentent encore une sonorité relative. Le 12 septembre on fait une ponction basse, au 9e espace inter-costal, un peu en arrière de la ligne axillaire. Cette ponction ramène 100 cm³ de liquide séro-purulent, (on n'y trouve pas trace d'huile) et l'on injecte 50 cm₃ d'huile goménolée à 1 °/₀ puis l'on fait passer 50 cm³ d'air. La température vespérale est de 38° 3. A l'examen, le liquide retiré montre des polynucléaires en picnose et quelques rares bacilles de Koch, mais pas de microbes associés.

Le 13 septembre, la température est de 37° 9, elle oscille autour de ce chiffre jusqu'au 16 où elle atteint 38° 5. Le liquide pleural semble se reformer, la matité remonte jusqu'au 4e espace intercostal.

La toux et l'expectoration sont rares.

Le 18 septembre, la température est de 38° 1. On pratique une nouvelle injection intra-pleurale de 20 cm³ d'huile goménolée à 20°/₀.

Le 19 septembre, la tº vespérature est 38° 9.

Le 20 septembre tº = 38° 5.

Le 21 septembre tº = 38° 6. Nouvelle injection de 30 cm³ d'huile goménolée à 20 °/₀.

Le 22 septembre tº = 37° 9.

Le 23 septembre tº = 37' 9.

Le 24 septembre, le liquide remonte jusqu'au niveau de la 3e côte. On retire de la plèvre 600 cm³ de pus et on injecte pour maintenir la compression du poumon 500 cm³ d'huile goménolée à 4°/₀. On arrête l'injection, la malade étant gênée par la pression intra-pleurale. Après l'injection, on constate que le niveau de l'huile atteint le 2e espace intercostal. Le poumon est bien comprimé, l'auscultation ne révèle aucun bruit pulmonaire même au sommet où l'on décèle à la percussion une petite zone de sonorité.

Le 25 septembre, la température vespérale est de 38° 9. Cette température s'abaisse progressivement pour n'être que de 37° 2, le 30 septembre. A partir de de ce jour, elle se maintient normale. L'expectoration est rare, un crachat tous les 4 jours, crachat purulent, bacillifère.

Le liquide paraissant baisser légèrement (3ᵉ espace intercostal), le 17 octobre, on recherche la pression intrapleurale après ponction au niveau du 4ᵉ espace intercostal, la malade étant dans le décubitus latéral gauche, on trouve une pression positive de 18. On injecte ensuite 20 cm³ d'huile goménolée à 20 °/₀.

Le 22 octobre, la température est à 36° 4, 36°7 le pouls à 64. La malade pèse 55 k. 800.

Le 31 octobre, l'état général de la malade continue à à s'améliorer. Son poids atteint 56 kos 430. Pas de température. Un crachat tous les trois ou quatre jours. L'appétit est excellent. La malade se promène sans ressentir la moindre gêne. A l'examen, la percussion révèle de la matité remontant jusqu'à la 2ᵉ côte. A l'auscultation, silence respiratoire complet.

Le 11 novembre, on ne note aucune modification pleuro-pulmonaire. Par contre, la malade présente quelques selles liquides accompagnées d'une légère élévation vespérale de la température (t° — 37° 6).

Le 14 novembre, la diarrhée est devenue plus abondante. La température vespérale est de 37° 9. On administre des cachets de tannigène à la malade.

Le 15 novembre, voulant connaître l'état pleural de la malade ; on pratique une ponction qui malgré les changements de direction imprimés au troquart ne ramène que de l'huile. On en retire environ 100 cc³ et l'on réinjecte 300 cm³ d'huile goménolée à 10 °/₀.

A partir du 16 novembre, la diarrhée est définitive-arrêtée et l'état général de notre malade s'améliore lentement. L'expectoration est réduite à un crachat muco-purulent tous les 2 à 3 jours. La température maxima oscille entre 36° 7 et 37.

Le 2 décembre, on pratique une injection intra--pleurale de 50 cc³ d'huile goménolée à 10 °/₀.

Le 15 décembre, la température est normale. Toute-fois, depuis trois jours, l'expectoration est devenue plus abondante (4 à 6 crachats par 24 heures). L'exa-men clinique révèle une submatité de tout l'hémithorax droit, submatité plus marquée vers la base. A l'auscul-tation, on réentend le poumon partiellement décomprimé dans sa partie supérieure où l'on perçoit un souffle amphorique et quelques rares bruits bulleux à la toux. Respiration vicariante à gauche.

Le 17 décembre, la température est normale, le poids de la malade n'a pas varié. Le pouls est à 66. On note cinq à six crachats muco-purulents.

On pratique une injection de 125 cc³ d'huile gomé-nolée à 10 °/₀, qui est bien supportée par la malade. La pression au point de ponction (4ᵉ espace) atteint + 18.

On injecte ensuite 100 cm³ d'air et l'on arrête l'in-jection ; la malade étant un peu gênée par cette sur-pression. A la percussion on note de la matité remontant jusqu'à la 2e côte. A l'extrême apex, on trouve les signes de pneumothorax. Les bruits pulmonaires : souffles amphoriques et râles ont complètement disparu.

A gauche, respiration vicariante sans bruits surajoutés.

Le 24 janvier 1922. La malade va bien au point de vue pulmonaire ; le poumon est bien comprimé, ni toux, ni expectoration, ni fièvre, pouls 63.

B) Critique de l'Observation I.

a) **Démonstration de la fistule pleuro-pulmonaire :**

L'existence de la perforation pulmonaire est démontrée le 29 juillet. En effet au cours de l'insufflation pratiquée ce jour-là, la pression tombe à 0° et oscille autour de ce chiffre bien que l'on fasse passer 1200 cm. d'air. Mais, la pression négative (— 14 ; — 16) constatée quinze jours avant le 14 juillet 1921, pouvait faire suspecter cette perforation. On sait en effet que la pression intra-pleurale primitive n'est jamais inférieure à — 12, — 14 (Rist, Desmarest) ; à plus forte raison doit elle être supérieure à ces chiffres après plusieurs insufflations qui ont rendu la plèvre moins poreuse. L'évolution ultérieure nous a confirmé l'hypothèse d'un pneumothorax à clapet greffé sur le pneumothorax artificiel. En effet, le 26 juillet, on retrouve une pression de (— 8 — 4) bien que huit jours avant à la précédente insufflation, on ait laissé $+ 22, + 24$, alors que dans les insufflations précédentes la plèvre résorbait très peu.

Toutefois le manomètre laissé une demi-heure en communication avec la plèvre ne montre aucune modification de la tension intra-pleurale après l'insufflation. Cela semblerait démontrer que la communication pleuro-pulmonaire et infime si elle existe. Ce n'est que le 29 juillet, comme nous le disions plus haut, que l'existence de cette fistule est démontrée. On constate en effet une nouvelle chute de la pression de $+ 22, + 24$ à $- 4, - 2$; et au cours de l'insufflation nouvelle on voit la pression tomber à 0 et s'y maintenir bien que l'on fasse passer 1200 cm³ d'air. Cet air passe sans aucune résistance.

Dès ce moment, la démonstration de la fistule étant faite, on songe à instituer l'oléo-thorax ; soupçonnant la petitesse de l'orifice de l'ulcération.

Ignorant la susceptilité de la plèvre à l'huile goménolée, on n'injecte d'abord que 20 cm d'huile goménolée à 20% puis l'on institue l'oléo-thorax.

b) Instauration de l'oléo-thorax.

Le 30 juillet on vérifie au manomètre que la pression est à 0 et que le gaz ne reste pas dans la plèvre. Puis l'on injecte 50 cm³ d'huile goménolée a 1%. Le 31 juillet après avoir injecté à nouveau 100 cm³ d'huile goménolée, on fait passer 40 cm³ d'azote, la malade étant dans le décubitus latéral gauche. La pression s'élève à

$+10$, $+12$ mais ne se maintient pas et baisse en un quart d'heure.

Le 1e août, la pression est à 0, on injecte 50 cm³ d'huile goménolée, et deux jours après, le 3 août, la pression étant toujours à 0, on injecte 475 cm³ d'huile goménolée à 1°/₀ (ce qui fait en tout 700 cm³ injectés en 6 jours que la malade supporte fort bien). On n'obtient pas encore l'affaissement du poumon bien que l'huile remonte à la 3e côte. La pression ($+12+14$) n'est pas retombée au bout d'un 1/4 d'heure. La maladie évolue rapidement, on laisse la malade au repos pendant 10 jours.

Le 10 août, la pression est à 0. On insuffle dans le décubitus latéral gauche 80 cm³ d'Az. La pression se maintient à $+12$ mais baisse lentement dès que la malade se redresse.

L'ulcération n'est donc pas cicatrisée.

Le 11 août, la pression est toujours à 0, on injecte 210 cm³ d'huile goménolée puis l'on fait passer quelques centimètres cubes d'air et la pression atteint $+22$. La température baisse et le 16 août, sans nouvelle injection, l'on constate un affaissement important du poumon. Les jours suivants, la température s'améliore.

c) **Entretien de l'oléo-thorax.**

Le 25 août, on essaie en vain de prendre la pression intra-pleurale, l'huile goménolée remontant très haut. On injecte 25 cm³ d'huile goménolée. Le 29 août, nouvelle injection de 25 cm³ d'huile goménolée. L'état s'améliore jusqu'au milieu de septembre où la température reparait mais sans toux ni expectoration. Le poumon est toujours comprimé. On suppose l'existence d'une pleurésie purulente. Une ponction exploratrice ramène en effet un liquide séro-purulent. On en retire 100 cm puis l'on injecte 50 cm³ d'huile gomenolée à 1 %. et 50 cm³ d'air. Enfin le 24 septembre après avoir retiré 600 cm³ de pus on injecte 500 cm³ d'huile goménolée à 4%. pour maintenir la compression du poumon. On constate après cette injection que le poumon est bien comprimé, aucun bruit pulmonaire n'étant entendu même au sommet. La température reste normale depuis cette date.

II. Résultat de l'oléo-thorax.

Le 17 octobre, une ponction exploratrice montre que le pus arrive au 4e espace intercostal. La malade étant dans le décubitus latéral gauche, on prend la pression gazeuse au dessus du liquide. Cette pression est de + 18 ; c'est donc que pratiquement l'oléo-thorax a réalisé l'oblitération de la fistule. Pour expliquer cette oblitération de la fistule on ne peut formuler que des hypothèses. L'oblitération a pu en effet se réaliser soit par plicature, soit par un épaississement pleural soit encore par un dépôt fibrineux. Mais c'est grâce à la viscosité huileuse qu'on obtient l'obturation au début ; et la cicatrisation pure et simple ne peut être envisagée que secondairement étant donnée la rapidité du résul-

tat acquis. Et notre malade peut maintenant être considérée comme ayant un pneumothorax compliqué de pyothorax à pronostic évidemment très sérieux mais n'ayant
plus la gravité immédiate de la perforation pulmonaire.

La fistule étant désormais masquée, on n'hésite plus
à augmenter la dose de goménol incorporée à l'huile
(la viscosité du liquide n'ayant plus d'importance). On
arrive alors par cette injection maxima d'huile gomenolée qui baigne complètement la plèvre malade, à tarir
complètement la pleurésie purulente (moins de 2 mois)
et par conséquent à améliorer encore le pronostic.

CHAPITRE III

A. — OBSERVATION II

(Communiquée par M. le Dr Bernou)

M... Georges, 22 ans.

Antécédents héréditaires : grands parents maternels morts
à 80 et 84 ans ; grand père paternel mort très âgé ; grand'
mère maternelle morte de suites de couches ; père bien
portant ; mère actuellement bien portante ; a présenté un
lupus de la face dans sa jeunesse.

Antécédents collatéraux : un frère bien portant ; un frère
tué à la guerre.

Antécédents personnels : Il n'aurait eu aucune maladie
dans sa jeunesse. Il ne se souvient que d'avoir eu la grippe
en 1917 mais sans complications pulmonaires. Mobilisé en
janvier 1918 dans la marine il a eu « un gros rhume » én
Finlande en juillet 1919. Il n'est pas exempté de service, on
le soigne en lui badigeonnant les amygdales de teinture
d'iode. Il tousse, a une expectoration assez abondante, des
sueurs nocturnes. On ne prend pas sa température. Il arrive
à Copenhague à la fin du mois suivant ; on l'exempte de service et on le traite par applications de ventouses sur l'hémithorax gauche ; quelques jours après, on l'envoie à l'hô-
pital où l'on constate une température vespérale oscillant
de 38° à 39°. Trois semaines plus tard (mi-septembre 1919),

On le rapatrie car il aurait eu des crachats hémoptoïques.
Le 3 décembre 1919 il est réformé à Lorient pour tuberculose pulmonaire du sommet gauche.

Nous voyons le malade pour la première fois dans la seconde quinzaine de décembre 1919. Il tousse toujours; l'expectoration est abondante : huit à dix crachats par jour
dans lesquels l'examen direct révèle la présence de nombreux bacilles. Légère température vespérale, pas de sueurs,
légère dyspnée. L'état général est satisfaisant.

A l'examen, la percussion révèle une matité marquée du
sommet gauche, en avant dans les 3 premiers espaces intercostaux, en arrière dans la fosse sus-épineuse et l'espace
omo-vertébral et de la submatité de la région du creux
axillaire. La sonorité est conservée à la base.

La palpation fait percevoir des vibrations thoraciques net-
tement exagérées au sommet, en avant et en arrière.

A l'auscultation, on entend de gros râles bulleux, sous-crépitants dans la région sous-claviculaire et dans la fosse sus-
claviculaire en avant, dans la fosse sus-épineuse et dans la
partie supérieure de l'espace omo-vertébral en arrière. Dans
la région axillaire, on entend quelques râles sous-crépitants.

A droite, la sonorité et les vibrations thoraciques sont
normales. La respiration est un peu rude à l'inspiration au
sommet mais sans râles.

Le malade est mis en repos : chaise longue pendant
5 heures chaque jour, quelques courtes promenades; aéra-
tion continue, alimentation copieuse. Traitement calcique
de Ferrier.

L'état du malade s'améliore rapidement; la fièvre dispa-
rait, la toux et l'expectoration ont beaucoup diminué en
février 1920. A l'auscultation, on ne trouve plus que quelques râles apparaissant à la toux dans la fosse sus-épineuse
gauche. Le malade se croyant guéri commet une série d'im-
prudences et est pris d'une abondante hémoptysie en mars
1920. La tension artérielle étant relativement élevée (15-
16 au Pachon) on traite le malade par l'émétine. Il expectore

les jours suivants quelques crachats hémoptoïques, et présente à l'auscultation des signes de ramollissements des 2/3 supérieurs du poumon gauche. La fièvre est élevée (39°, 39° 5) pendant quelques jours. Le malade s'améliore toutefois assez rapidement et dès le mois de mai, parait entrer de nouveau en état de latence.

En octobre 1920, nouvelle hémoptysie abondante avec signes de ramollissements et bruits congestifs dans les deux tiers supérieurs du poumon gauche. Le poumon droit continue à être normal. L'hémoptysie cède au traitement : chlorure de calcium et émétine. Les râles s'atténuent en partie seulement et l'on trouvera désormais de gros râles sous-crépitants nombreux à la toux dans la fosse sus-épineuse et dans l'espace omo-vertébral jusqu'au niveau du 4e espace intercostal. L'état général se maintient assez bon ; le poids oscille autour de 65 kilogr. La température est normale et ne se maintient pas élevée après la marche. La toux et l'expectoration sont peu abondantes (3 à 4 crachats par jour).

Cet état persiste jusqu'à la fin de janvier 1921. Alors apparaissent de fortes hémoptysies qui ne cèdent plus au traitement. La pression artérielle étant notablement abaissée on fait des injections d'ergotine, d'hémostyl et l'on fait ingérer du chlorure de calcium à notre malade. Mais les hémoptysies se répètent de plus en plus fréquentes et le malade s'affaiblit rapidement. A l'auscultation les deux tiers supérieurs du poumon gauche sont encombrés de sous-crépitants à grosses bulles, mais pas de souffle amphorique. La température est de 39° 5. Devant l'échec thérapeutique des hémoptysies, nous nous décidons à faire d'urgence un pneumothorax que nous réalisons le jour même, le 10 février 1921. On insuffle 500 cm³ d'oxygène et 500 cm³ d'air laissant une pression intrapleurale de 1-3, Le décollement obtenu est presque complet à la base ; seul le sommet résiste au niveau du 1/3 interne de la fosse sus-épineuse où l'on entend encore quelques bruits, mais très affaiblis. La toux et la dyspnée ont beaucoup diminué. Quelques crachats hémoptoïques persistent.

Le 12 février 1921, seconde insufflation. On insuffle 1500 cm³ d'air.

La pression qui était de — 2 — 6 devient + 1 +3 après cette insufflation, La température baisse rapidement. La toux et l'expectoration sont très réduites, quelques crachats sanguinolents.

Le 18 février 1921, 3ᵉ insufflation de 1200 cm³ d'air qui portent la pression moyenne intrapleurale de —1 à +6.

Le 24 févirer 1921, 4ᵉ insufflation de 1100 cm³ d'air faisant monter la pression moyenne intrapleurale de — 8 à + 7.

Le 3 mars 1921, 5ᵉ insufflation de 1100 cm³ d'air portant la pression intrapleurale de (— 8 — 2) (à + 7 + 9).

Le malade ne tousse et ne crache presque plus. La température est normale. A l'auscultation, le poumon parait complètement décollé, sauf au niveau de la zone d'alarme et de la zone sus-jacente où l'on entend une respiration atténuée avec quelques bruits à la toux.

Le 10 mars 1921, 6ᵉ insufflation de 650 cm³ d'air faisant varier la pression intra-pleurale de — 3 à ⊥ 9.

L'état du malade est satisfaisant. Il ne tousse et ne crache pas. La température est normale et l'auscultation montre que le pneumothorax est complet.

Les 17, 24, 31 mars, on fait trois nouvelles insufflations de 1000, 850, 750 cm³ d'air. Et le 7 avril une 10ᵉ insufflation de 700 cm³ d'air porte la pression intrapleurale de (— 3 +4) à (+ 8, +12).

On note que la pression artérielle qui était 12, 9 3/4 avant l'insufflation devient immédiatement après 12 1/2 — 10, et que l'indice oscillatoire de 1 1/2 avant insufflation est devenu voisin de 0.

Le 8 avril, on note l'apparition d'une petite quantité de liquide à la base, accompagnée d'un léger point de côté et d'une forte élévation de la température vespérale (39°). Le malade présente quelques selles liquides.

Le 9 avril, la diarrhée augmente, 10 à 12 selles liquides par jour. A l'examen, le ventre est un peu ballonné avec colon descendant en corde particulièrement sensible dans l'hypocondre gauche. La fièvre est élevée ; pas de toux ; le malade ne crache pas. La petite quantité de liquide apparue la veille à la base gauche n'a pas augmenté. On la perçoit à la succussion.

Les jours suivants, l'état reste le même. La diarrhée persiste, abondante et séreuse, rebelle au traitement : Tannigène, opium, chlorure de calcium. La fièvre est toujours très élevée et le malade maigrit rapidement. Il ne tousse pas et ne crache pas.

Le 18 avril on pratique la 11e insufflation et l'on constate qu'à la suite de la réaction pleurale, la plèvre est devenue moins poreuse. On retrouve en effet une pression intrapleurale sensiblement égale à ce qu'elle était après la dernière insufflation (+ 8 + 11). On injecte toutefois 250 cm³ d'air qui donnent une pression de + 12 + 14 bien supportée par le malade. La diarrhée persiste toujours aussi abondante (10 à 15 selles par jour). La température varie de 37°8 à 39.

Cet état persiste jusqu'à la fin du mois. La diarrhée s'arrête alors. Le malade est très cachectisé, mais ni la toux, ni l'expectoration n'ont reparu. La température oscille de 37°5 à 37°8. Le pouls se maintient rapide 115 — 120.

Le 5 mai, 12e insufflation de 800 cm³ d'air faisant monter la pression pleurale de (— 2, + 4) (+ 12, à + 14).

On prescrit au malade la cure solaire, suivant la méthode progressive de Rollier.

Le 17 mai, 13e insufflation de 50 cm³ d'air. La pression pleurale (+ 11, + 13) devient (+ 12, + 14).

Le malade fait actuellement une heure et demie de cure solaire par jour sans aucune fatigue ; il présente seulement une petite élévation thermique de quelques dixièmes de degré qui tombe au bout d'une demi-heure environ.

Le 28 mai, 14e insufflation de 60 cm³ d'air. La pression pleurale (+ 4 + 6) devient (+ 12, + 14).

Il n'y a toujours aucune manifestation pathologique de l'état pulmonaire L'appétit est excellent, mais le malade reste très amaigri. Il persiste un état subfébrile à faibles oscillations. Pas de toux, pas d'expectoration. On trouve encore des traces de liquide dans la plèvre.

Les 25 juin et le 16 juillet on procède aux 15e et 16e insufflations en insufflant 100 et 200 cm³ d'air qui font monter la pression pleurale de (+ 4, + 7) à (+ 13, + 15).

Pendant toute cette période, on note le matin la température rectale clinostatique et la température prise quelques minutes après que le malade ait fait quelques pas dans la chambre. On constate chaque jour un abaissement immédiat de cette dernière température par rapport à la première, abaissement variant de deux à six dixièmes de degré. Le malade présente une majoration clinostatique de la température matutinale, majoration dont il n'aurait pas lieu de tenir compte (Sabourin. Température, ortho et clinostatique chez certains tuberculeux. Journal des Praticiens 1913). Bien que continuant toujours la cure solaire, le malade ne présente ancune pigmentation.

Le 1er août, le malade est toujours dans le même état. Il ne tousse pas, ne crache pas, sa température se régularise, mais il n'a aucune tendance à reprendre du poids (55 kilog. 100). On lui fait quelques injections sous cutanées de sérum de Quinton. — Le 10 août, le 16 août on lui fait ses 17e et 18e insufflations. Le 22 août une nouvelle injection de 100 cm³ de sérum de Quinton est suivie d'une température vespérale de 38°.

Le 27 août, 19e insufflation amenant la pression pleurale de (+ 5, + 8) à (+ 15, + 19). La pression artérielle avant l'insufflation était de 11 1/2, 7 ; elle est devenue 11 3/4, 9 1/2, L'indice oscillatoire qui atteignait 2 n'est plus que 1/2.

Le 10 septembre, on injecte 100 cm³ de sérum de Quinton. Le malade ne présente toujours ni toux ni expectoration. A l'examen clinique on trouve de la matité à la base révélant la présence de liquide sur une hauteur de un travers de main. Le poumon parait toujours bien comprimé.

Le 17 septembre, on pratique une nouvelle injection sous-cutanée de 100 cm³ de sérum de Quinton suivie d'une petite réaction thermique (37°7). L'état général du malade semble s'améliorer un peu. Il a repris 2 kilogr. 900 depuis le 1er août. Une légère pigmentation cutanée apparaît.

Le 20 septembre, on note une petite réaction thermique (37° 8).

Le 24 septembre, le malade ne présente toujours ni toux ni expectoration. Le poumon paraît cliniquement bien comprimé. Le liquide pleural semble stationnaire et atteint la pointe de l'omoplate en arrière. Le malade pèse 38 kilogr, 100.

Puis le 27 septembre, le malade qui s'étant surmené les deux jours précédents, est pris de vomique en se rendant à sa consultation. Il se couche et a encore une seconde vomique (un demi crachoir de liquide sero-purulent. A l'examen, on trouve une matité qui remonte en arrière au voisinage de l'épine de l'omoplate et en avant jusqu'au 2e espace intercostal.

L'auscultation montre que le poumon s'est en partie décomprimé et l'on entend dans tout l'espace omo-vertébral et au sommet une respiration bruyante avec ronchus et râles sous crépitants à grosses bulles dues à l'inondation du parenchyme pulmonaire. A droite l'auscultation fait entendre quelques ronchus bronchiques. Le malade présente de la dyspnée (44 respirations à la minute) ; le pouls est à 140. Le malade est assis dans son lit et ne peut faire aucun mouvement sans être pris de quintes de toux suivies d'expectoration de sero-pus mélangé de mucus bronchique et de salive. Il passe une très mauvaise nuit, toussant et expectorant continuellement. L'examen ne montre pas de modifications appréciables ; le poumon gauche en partie décom-

primé est toujours rempli de ronchus et de sous-crépitants à grosses bulles.

Le 29 septembre, le malade reste dans le même état.

L'expectoration est abondante (un crachoir). Les quintes
de toux sont continnelles. Le malade ne peut supporter
aucune alimentation solide ; il ne peut supporter qu'un
peu de lait pris par petites quantités. Le malade s'affaiblit rapidement et ne peut dormir même un instant
suffocant toujours. Les signes cliniques sont les mêmes.
Le pouls est à 110 et le malade a toujours de la dyspnée
(36 respirations à la minute).

Le 30 septembre, nous décidons, après consultation
avec le Dr Laurans, de faire une ponction pleurale et
d'essayer de maintenir la compression du poumon malade en injectant de l'huile stérilisée. On retire un litre
de sero-pus que l'on remplace immédiatement par
600 cm³ d'huile d'olive stérilisée goménolée à 4 °/₀. Le
malade ne ressent aucune gêne mais l'on arrête l'injection, ne disposant pas d'une plus grande quantité
d'huile stérilisée. A la fin de l'injection, on essaie de
prendre la pression pleurale (8ᵉ espace intercostal, au
point de ponction). Celle-ci est supérieure à 28 cm et
ne peut être prise exactement, la pression pleurale
ayant fait sortir le liquide du manomètre. — Le niveau
du liquide monte au niveau du 2ᵉ espace intercostal. Le
cœur est déplacé et déborde de deux travers de doigt
le bord droit du sternum. Avant la ponction il était encore plus déplacé. — A l'auscultation, la respiration est
moins bruyante à gauche ; elle s'entend encore au

sommet et au niveau de la partie supérieure de l'espace interscapulo-vertébral.

Le malade passe une nuit excellente. Il ne tousse presque plus. Il a expectoré depuis l'injection trois ou quatre crachats qui ne sentent pas le goménol. A l'auscultation on n'entend plus la respiration ; le poumon semble s'être affaissé sous la pression de l'huile. La dyspnée a beaucoup diminué (24 à la minute). Le pouls est à 95°. La température oscille de 37 à 37,7.

Le 2 octobre, l'amélioration du malade se confirme. La toux et l'expectoration ont disparu. Le pouls est à 92.

Le malade ne présente plus que 24 respirations à la minute. L'appétit renait et les aliments ne provoquent plus de quintes de toux comme les jours précédents.

Nous revoyons le malade le 10 octobre. Il ne tousse plus, ne crache plus. Le poumon reste comprimé, bien que le niveau de l'huile se soit abaissé au 3e espace intercostal. La température clinostatique est de 37,37, 2. Le malade circule sans la moindre gêne.

Le 12 octobre, le malade présente une légère expectoration muqueuse (3 ou 4 crachats). L'auscultation fait entendre quelques sibilances dans les bronches droites et quelques frottements pleuraux de la base droite sur la ligne axillaire.

Le 15 octobre, le malade expectore encore 4 à 5 crachats muqueux par jour Les frottements pleuraux persistent dans la base droite sur la ligne axillaire et l'on entend quelques rares sibilances. A gauche, le ni-

veau de l'huile s'est abaissé à la 4° côte mais l'auscultation ne révèle aucun bruit respiratoire.

Le 19 octobre, les signes cliniques sont les mêmes à
droite. A gauche, le niveau du liquide affleure le 5° espace intercostal. A la partie supérieure et le long du
médiastin, on entend la respiration rude mais sans
bruits, par contre râle oral bruyant de Calvagni, pas
de modification des oscillations thermiques. La toux et
l'expectoration ont augmenté de fréquence (10, 12 crachats chaque jour).

Le 24 octobre, le malade tousse beaucoup et ne peut
se tenir couché. L'expectoration est abondante. Le poumon gauche semble se déplisser à la partie supérieure ;
on entend la respiration dans une grande partie de
l'hémithorax gauche. Cette respiration est accompagnée
de râles bulleux au niveau du médiastin dans l'espace
interscapulo-huméral. Dans l'espace omo-vertébral
droit, on trouve quelques bruits transmis. Quelques
frottements persistent à la base droite sur la ligne axillaire. Le lendemain 25 octobre, on pratique une seconde
ponction pleurale dans le 8ᵉ espace intercostal gauche,
un peu en arrière de la ligne axillaire. On retire 600
cm³ de séro-pus qui semble être devenu plus fluide depuis la ponction précédente. On n'y trouve aucune trace
d'huile. On réinjecte immédiatement 600 cm³ d'huile
goménolée à 5 0/0. Le malade étant gêné par la pression de l'huile, on ne peut continuer l'injection. Le niveau du liquide remonte au 3ᵉ espace intercostal. On
entend encore la respiration dans l'espace omo-vertébral ainsi que dans la partie interne de la fosse sus-

épineuse. Mais on ne l'entend plus en avant. Les bruits bulleux des espaces interscapulo gauches et droits s'entendent encore bien que très atténués. Par contre le râle oral (bruit de crabe du Dr Neveu qui compare ces bruits à ceux que fait le crabe avec ses maxilli-pèdes) a disparu complètement même pendant les respirations profondes.

Le malade passe une bonne nuit, il tousse et crache encore un peu (6 à 8 crachats). Ces crachats ont une forte odeur goménolée et l'on trouve dans le crachoir quelques petites gouttes d'huile étalée à la surface du liquide.

L'auscultation demeure inchangée; pas de réaction thermique.

Le 27 octobre, le malade a encore quelques quintes de toux suivies d'expectoration à odeur fortement go-ménolée. La partie supérieure du poumon gauche n'est toujours pas comprimée en arrière.

Le lendemain, on note une grosse diminution de la toux et de l'expectoration (2 crachats à odeur goméno-lée). L'auscultation fait constater l'affaissement de la partie supérieure du poumon gauche, dans lequel on n'entend plus aucune respiration. Dans la région hilaire gauche, il persiste toutefois quelques sous-crépitants, ainsi du reste que dans la région hilaire droite.

Le 30 octobre, l'amélioration obtenue persiste; le malade expectore un à deux crachats qui ont encore une odeur goménolée,

Le 31 octobre, le malade n'a ni toussé ni craché de-puis la veille. Il n'a pas de température (36,8; 37,3)

pouls à 86. Les sueurs ont complètement disparu. L'appétit est excellent et le poids du malade augmente (56 kgs 500). La pression artérielle prise au Pachon donne une maxima de 13 et une minima de 8. A l'examen, nous avons de la matité de tout le côté gauche remontant jusqu'à la 4° côte avec signes d'épanchement pleural. A la partie supérieure on trouve des signes de pneumothorax complet. A droite on perçoit dans la région hilaire quelques sous-crépitants fins que la toux fait apparaitre. On retrouve encore quelques frottements à la base droite.

Le 7 novembre, ni toux ni expectoration. La température est 36,7, 37. Le poids passe de 55 kg 500 à 56 kg 700.

Le 19 novembre l'amélioration continue, le poids est 57 kg 250, t° 36°6, 37.

Le 26 novembre. Poids 58 kg 100. Bien que le malade n'ait pas recommencé à tousser, la matité thoracique ne dépassant pas le 4e espace intercostal on décide de faire une ponction basse : on retire seulement 300 cm³ de pus assez épais, puis vient de l'huile et on arrête aussitôt la ponction.

Etant donnée cette faible quantité de pus, il semblerait que le malade n'en ait pas fait à nouveau depuis la précédente ponction, car par crainte de trop décomprimer le poumon et de ne pouvoir injecter ensuite assez d'huile on avait arrêté l'aspiration bien avant d'avoir enlevé tout le pus.

On injecte ensuite 150 cm³ d'huile goménolée stérile à 7 %, on interrompt l'injection le malade se plaignant de gêne assez vive à la base de l'hémi-thorax, gêne due nous semble t-il à ce que la ponction étant très basse l'injection se fait au milieu d'adhérences. Cette gêne disparaîtra d'ailleurs rapidement.

Le 27 novembre, t° 37, 36,9. Le malade a passé une bonne nuit sans expectorer, donc semble t-il plus d'élimination d'huile goménolée par le poumon.

Le 5 décembre, amélioration progressive et rapide de l'état du malade : poids 58 kgs 640, t° $= 36°\,7 - 37$. Le niveau de l'huile intrapleurale ne remontant qu'au 4e espace intercostal (la précédente injection ayant été très faible) on décide d'injecter une nouvelle dose d'huile. On pratique une ponction au niveau du 4e espace intercostal et quelque position que l'on donne au malade, on ne retire que de l'huile. Il semble donc que le malade n'ait pas refait de pus dans sa plèvre. On injecte ensuite 50 cm³ d'huile goménolée à 10 %, la pression de l'air au dessus du liquide est de $(- 4 + 1)$. On injecte ensuite 100 cm³ d'air qui donnent une pression pleurale de $+ 8 + 12$. Cette pression n'est pas modifiée au bout de 10 minutes malgré les changements de position imprimés au malade. Il semblerait donc que la fistule pleuro-pulmonaire soit masquée.

Le 15 décembre, la malade ne tousse ni ne crache ; par contre depuis ce jour on entend (et le malade entend lui-même) pendant les mouvements respiratoires profonds un râle oral discret.

A la percussion, le liquide ne remonte plus qu'au cinquième espace intercostal. A l'auscultation, on recommence à entendre la respiration tout le long du

médiastin, même à la base mais sans aucun bruit surajouté. Au dessus de l'huile, on a des signes nets de
pneumothorax occupant tout l'hémithorax en avant et
siègeant à trois travers de doigt du médiastin en
arrière. A la toux, aucun bruit surajouté dans le poumon.

A droite, respiration vicariante. Les frottements entendus en octobre n'ont pas reparus.

Devant la réapparition de la respiration pulmonaire
et l'abaissement du niveau huileux, on décide une
nouvelle insufflation.

16 décembre. Le malade pèse 59 kgs 920. Température normale. Pouls 76. Pression 14 - - 9 1/2 (Pachon).

On pratique une ponction au niveau du 4° espace
intercostal au-dessus du niveau huileux.

On note une pression positive de $+ 1 + 5$. On insuffle
200 cm³ d'air qui élève la pression à $+ 6 + 10$, pression qui ne varie pas après 5 minutes d'attente. On injecte alors 125 cm³ d'huile goménolée à 10 % et l'on
s'assure que le niveau remonte jusqu'à la base du 3e
espace intercostal. On réinjecte ensuite 200 cm³ d'air et
l'aiguille étant redressée pour dépasser le niveau
d'huile indique une pression sus liquidienne de $+ 12$
$+ 16$. Cette pression se maintient encore au bout de 20
minutes. On constate à l'auscultation l'affaissement du
poumon, sauf à l'extrême apex où l'on entend encore la
respiration voilée au niveau de la zone d'alarme mais
sans aucun bruit surajouté, même à la toux. On constate également, même dans les respirations profondes,
la disparition complète du « Rale oral ».

Le 24 janvier 1922, l'état du malade est satisfaisant.
Il pèse actuellement 62 kg. 500 soit 7 kgs de gain
depuis la fin d'octobre.

B) Critique de l'observation II

a) **Démonstration de la Fistule**

Le 8 avril, on avait noté l'apparition d'une petite
quantité de liquide à la base gauche. Cette pleurésie était
accompagnée d'un léger point de côté et d'une température vespérale élevée (39°). L'épanchement n'avait pas
augmenté, ce n'est pas le 10 septembre que la percussion
de la base révélait la présence de liquide sur une hauteur de un travers de main. Enfin, le 27 septembre
notre malade avait une abondante vomique. Il s'était
surmené les deux jours précédents (alors qu'il n'était
atteint que d'un pyothorax peu abondant) et avait fait
une inondation complète de sa plèvre. Cette abondante
vomique nous révélait l'existence d'une fistule pleuro-
pulmonaire. Le malade assis dans son lit ne pouvait
faire un mouvement sans être sujet à de pénibles
quintes de toux suivies d'expectoration de séro-pus. Il
n'a pas présenté de point de côté. La dyspnée est in-
tense, le pouls à 140. On soupçonne ici que la fistule
est importante puisqu'elle livre passage au pus et pour
cette raison, on hésite à instituer l'oléo-thorax. Cependant étant donné l'état du poumon, une simple ponction
ne provoquerait qu'un soulagement de courte durée et
l'on se décide à pratiquer l'oléo-thorax.

b) **Instauration de l'oléo-thorax**

Le 30 septembre, nous ponctionnons donc notre malade. On lui retire un litre de pus que l'on remplace immédiatement par 600 cm d'huile goménolée à 4 % (soit 24 gr de goménol). Le malade n'éprouve aucune gène. On interrompt l'injection, n'ayant plus d'huile stérilisée. Cette forte dose d'huile a été très bien supportée étant donnée la grande quantité de pus qu'elle était destinée à remplacer.

Les résultats immédiats ont été excellents. Le malade qui était dans un état d'insomnie depuis trois jours peut enfin reposer. On constate également que la toux et l'expectoration ont beaucoup diminué. Le pouls qui était à 140 est maintenant à 95. On peut noter que les quelques crachats expectorés depuis l'oléo-thorax ne sentent pas le goménol.

c) **Entretien de l'oléo-thorax**

Pendant les 3 semaines qui suivent l'état général du malade s'améliore. Mais le niveau du liquide baisse de jour en jour et peu à peu le poumon revient sur lui-même. Le malade se remet à tousser et à cracher abondamment. L'auscultation fait entendre de gros râles. Et le 25 octobre, devant l'aggravation des phénomènes pulmonaires, on se décide à renouveler l'oléo-thorax. On retire 600 cm³ de pus que l'on remplace par 600 cm³ d'huile goménolée à 5 % (soit 30 gr. de goménol). On ne poursuit pas l'injection d'huile, le malade ressentant une gène. On obtient ainsi une amélioration de l'état général ; mais le poumon ne s'est pas encore complè-

tement affaissé. Ce n'est que quelques jours plus tard
(28 octobre) que l'affaissement du poumon sera complet.

Le 30 octobre, le malade expectore quelques crachats
qui ont une odeur goménolée. Du 30 octobre au 3
novembre, le malade n'expectore plus.

On pourrait se demander si le passage d'une certaine
quantité d'huile dans le poumon ne pourrait pas être
dangereuse. Il semble que l'on puisse répondre par la
négative et reconnaître au contraire à l'oléo-thorax les
avantages que Rosenthal avait attribués aux injections
intratrachéales d'huile goménolée. Ce serait d'abord
l'action antiseptique du goménol sur les lésions bacil-
laires pulmonaires par contact direct. Puis, on peut
signaler l'action nutritive de l'huile. Nous avons vu
qu'en 3 semaines, notre malade avait résorbé 600 cm³
injectés dans la plèvre.

Les doses de goménol incorporé à l'huile ont été
progressives. Du reste, l'action du goménol n'est qu'ac-
cessoire ici ; c'est la pression huileuse qui est à la base
du traitement. Il est cependant intéressant de lui ad-
joindre l'action désinfectante du goménol que l'on a
associé à haute dose (30 gr. au cours d'une injection) ;
son action sur le pyothorax est importante.

d) Pronostic

La fistule pulmonaire persiste toujours, mais l'oléo-
thorax permet d'obtenir la compression du poumon malade et empêche le passage du pus dans le poumon.
En effet, le pus étant plus dense reste à stagner dans la
partie inférieure de la plèvre et l'orifice de l'ulcération

de la plèvre viscérale baigne dans l'huile. Cette huile étant très visqueuse (d'où la nécessité de ne pas augmenter les doses de goménol) passe difficilement dans le poumon. Il est donc nécessaire de ponctionner de temps à autre pour retirer le pus et faire en sorte qu'il n'affleure pas l'orifice.

L'état du malade s'améliore par la suite rapidement ; nous avons obtenu la démonstration de l'oblitération pratique de la fistule pleuro-pulmonaire ; et dès ce moment, augmentant la dose du goménol nous avons pu obtenir par cette injection massive l'arrêt complet de la suppuration pleurale.

Le danger immédiat de la fistule pleuro-pulmonaire est donc écarté et les craintes lointaines que pouvait donner le pyothorax sur un malade cachectique peuvent être dès maintenant écartées.

CONCLUSIONS

Jusqu'à présent, la fistule pleuro-pulmonaire large au cours du pneumothorax artificiel était considérée comme ayant un pronostic fatal et à brève échéance. « Il est inutile d'insister » dit Dumarest. L'oléo-thorax semble apporter dans ce cas un moyen sinon de guérir du moins de prolonger certains de ces malades.

I. — En cas de fistule pleuro-pulmonaire, large ou étroite, quelle que soit sa situation (haute ou basse), accompagnée ou non de pyothorax, l'oléo-thorax peut être employé sans crainte.

II. — En cas de pyothorax, l'oléo-thorax goménolé, par le bain permanent et antiseptique de toute la plèvre malade, peut arriver à tarir rapidement le pyothorax,

BIBLIOGRAPHIE

ABAD. — La technique, les indications et les contre-indications du pneumo-thorax artificiel dans le traitement de la tuberculose pulmonaire. Alger, 1913.

ARLOING. — Remarques sur les applications du pneumothorax artificiel dans le traitement de la tuberculose pulmonaire. (*Lyon médical*, janvier 1918).

BARD. — De la fréquence des fistules pleuro-pulmonaires au cours du pneumothorax artificiel et des indications thérapeutiques qui en résultent. (*Semaine médicale*, 16 juiillet 1913).

BERNARD L. — Le pneumothorax des tuberculeux (*Presse médicale*, 15 mars 1913).

BETCHOV. — Quelle conduite tenir en présence d'un pneumothorax spontané (Janvier 1921).

BURNAND. — Sur les résultats thérapeutiques immédiats du pneumothorax artificiel (*Presse médicale*, 31 août 1912).

BURNAND. — La perforation du poumon, complication du pneumothorax artificiel. (Leysin, janvier 1921.)

COLBERT. — Du pneumothorax spontané à épanchement chez les tuberculeux et de son traitement. (Thèse de Bordeaux, 1911.)

DUMAREST. — La pratique du pneumothorax thérapeutique. Paris, édit. Masson, 1919.

DUMAREST et MURARD. — Pourquoi et comment le pneumothorax des tuberculeux est-il tantôt favorable, tantôt aggravant. (*Presse médicale*, octobre 1912).

FORLANINI. — Cité par Dumarest.

GAUSSEL. — La perforation pulmonaire, complication du pneumothorax artificiel (Société des Sciences médicales de Montpellier, 9 décembre 1921).

LANDGRAF. — Ueber spontan pneumothorax als Komplication bei Künstlichen pneumothorax (*Beitrage zur Klinik der Tuberculose*, 5 nov. 1920).

LEURET. — A propos de la technique et des accidents du pneumothorax artificiel. (*Journal médical Français*, 15 juin 1912).

MURARD. — Les complications pleurales du pneumothorax artificiel. Etude clinique. Thèse de *Lyon*. (*La Province médicale*, 21 mars 1914).

VON MURALT. — Beitrage zur Klinik der Tuberkulen, 1911.

MURALT (Von). — Beitrage zur Klinik der Tuberculose, 1911.

PERRIN (M.). — Pneumothorax artificiel compliqué de pneumothorax à soupape et de perforation spontanée de la paroi thoracique (*Province médicale*, 1914).

ROSSEL. — La pleurésie séro-fibrineuse, complication du pneumothorax artificiel. (Thèse de Lausanne, 1920.)

WALGREN. — Beitrage zur Klinik der Tuberculose, 1916.

IMPRIMERIE SPÉCIALE DE LA LIBRAIRIE LITTÉRAIRE ET MÉDICALE
85, RUE CHABAUDY. — NIORT

www.ingramcontent.com/pod-product-compliance
Ingram Content Group UK Ltd.
Pitfield, Milton Keynes, MK11 3LW, UK
UKHW020026080726
13614UKWH00004B/1576